# MANDALA EMOCJI

## KOLOROWANKA I ĆWICZENIA DLA TWOJEGO DOBROSTANU EMOCJONALNEGO

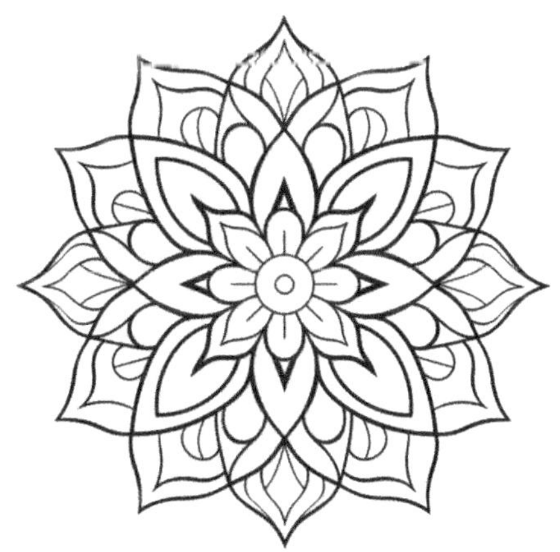

Dystrybucja, reprodukcja lub rozpowszechnianie jakiejkolwiek części tej książki w formie drukowanej lub elektronicznej jest surowo zabronione bez wcześniejszej zgody autora lub wydawcy.

Nieautoryzowane użycie lub reprodukcja są naruszeniem prawa autorskiego i podlegają ściganiu prawnemu. Uzyskaj zgodę zanim podejmiesz takie działania, aby szanować prawa własności intelektualnej autora i wydawcy.

Cenię Twoją opinię! Jeśli podobała ci się podróż z "Mandala emocji: Kolorowanka i ćwiczenia dla Twojego dobrostanu emocjonalnego ", byłabym wdzięczna za podzielenie się twoimi wrażeniami. Twoja opinia nie tylko ma dla mnie znaczenie, ale również dla innych czytelników, którzy zastanawiają się nad podjęciem tej wyjątkowej przygody.

Podziel się swoim komentarzem i pozwól, aby barwy twoich doświadczeń oświetliły ścieżkę dla innych!

# Wstęp

Czy potrafił(-a)byś zidentyfikować, jakie emocje przeżywasz każdego dnia i w jaki sposób wpływają one na Twoje życie?

W wirze codziennego życia często pomijamy nasze emocje, spychając je na drugi plan. W większości przypadków dzieje się to dlatego, że nie jesteśmy świadomi ich istnienia.

Każdy człowiek doświadcza różnych rodzajów emocji. Możemy je podzielić na przyjemne i nieprzyjemne. Często unikamy tego, co sprawia, że czujemy się nieswojo, i szukamy tego, co sprawia, że czujemy się dobrze. Jednak każda emocja pełni swoją funkcję i przynosi ze sobą pewien komunikat: istnieje jakaś potrzeba, która nie jest zaspokojona. Jeśli potrafimy poprawnie odczytać to przesłanie, możemy sprawić, że emocje staną się naszym sojusznikiem.

## Cel książki

Głównym celem tej książki jest dostarczenie Ci kreatywnego narzędzia do nawiązywania kontaktu z Twoimi najbardziej intymnymi emocjami. W pierwszej części wyjaśniona jest rola podstawowych emocji.

## Dlaczego mandale?

Mandale to symboliczne wzory, których korzenie sięgają starożytnych kultur, szczególnie tradycji hinduskiej i buddyjskiej. Słowo "mandala" pochodzi z sanskrytu i oznacza "koło". Są to obrazy okrągłe, złożone z geometrycznych wzorów, form i symboli ułożonych w radialnej symetrii. Zazwyczaj posiadają centralny punkt, z którego rozchodzą się na zewnątrz, tworząc harmonijny i zrównoważony efekt.

Istnieje wiele technik, aby nawiązać kontakt z emocjami. Jedną z nich jest pełna obecność. Ta książka została stworzona z przekonaniem, że mandale, ze swoją intrygującą symetrią i zdolnością do wywoływania harmonii, mogą być potężnymi sojusznikami w podróży ku naszemu wewnętrznemu światu.

### Jak korzystać z książki?

Odkryj różnorodność mandali do kolorowania i proste pytania, które skłonią Cię do zastanowienia się nad emocjami. Poprzez wybór kolorów, wzorów i form, możesz przekształcić swoje emocje w wizualne kreacje. Zanurz się w proces kreatywny, eksplorując swoje emocje bez oceny, pozwalając na wyrażenie ponad słowami.

W pierwszej części książki znajdziesz wyjaśnienie podstawowych emocji, aby lepiej je zrozumieć. Po lekturze znajdź spokojne miejsce, poświęć kilka minut, aby być obecnym(-ą) i połączyć się ze swoim światem wewnętrznym. Jeśli chcesz, możesz włączyć relaksującą muzykę. Kiedy będziesz gotowy(-a), wybierz mandalę, która przyciągnie Twoją uwagę, pokoloruj ją według własnego uznania i odpowiedz na pytania, aby zastanowić się nad emocją, którą właśnie przeżyłeś(-aś). Jeśli emocja, którą teraz odczuwasz, nie jest na liście, śmiało wybierz tę, która najlepiej odzwierciedla to, co czułeś(-aś), malując. Przykłady w tej książce to tylko przykłady. Możesz odnaleźć więcej niż jedną emocję. Kontynuuj kolorowanie innych mandali lub poświęć czas na refleksję nad ilustracją.

Przygotuj się na wyjątkową podróż z "Mandalą emocji". Niech każdy obrazek zbliży Cię do Twojego wnętrza emocjonalnego!

# Emocje

Istnieje wiele definicji o emocjach. Niemniej jednak ta książka nie jest dziełem teoretycznym. W związku z tym krótko wyjaśnię, co uważam za przydatne na Twój pierwszy kontakt ze światem emocji. Jeśli chcesz dowiedzieć się więcej na temat emocji i inteligencji emocjonalnej, zachęcam do zagłębienia się w ten temat.

Emocje to naturalne i automatyczne reakcje, które powstają w wyniku bodźca wywołującego reakcję, który może być wewnętrzny lub zewnętrzny. Ich funkcją jest udzielenie odpowiedzi w postaci zachowania wobec sytuacji, która je wywołała. Emocje mogą być przyjemne lub nieprzyjemne i skłaniają nas do podjęcia pewnej akcji, ponieważ niosą ze sobą pewne przesłanie.

Nierzadko, szczególnie za emocjami nieprzyjemnymi, kryje się potrzeba, która wymaga uwagi. Dlatego ważne jest, aby umieć rozpoznać, jaką emocję właśnie przeżywasz i jakie przesłanie niesie. Poniżej znajdziesz przykłady niektórych emocji i ich przesłań.

## Radość

Radość oznacza, że doświadczasz czegoś pozytywnego lub przyjemnego. Może to być sygnał, że jesteś w harmonii z czymś, co lubisz lub co sprawia, że czujesz się dobrze, i może zmotywować cię do poszukiwania podobnych doświadczeń.

## Smutek

Smutek często sugeruje, że coś ważnego dla ciebie już nie istnieje (strata) lub twoja potrzeba uczucia i miłości nie jest spełniona. To wiadomość, która skłania do refleksji nad tym, co cenisz, i może być sygnałem do poszukiwania wsparcia emocjonalnego lub dbania o siebie.

## Złość

Złość pojawia się, gdy dostrzegasz niesprawiedliwość lub coś stanęło na drodze do osiągnięcia twojego celu. Jej przesłanie to, że twoje granice lub wartości mogą być naruszane, i może motywować do podjęcia działań w celu ochrony siebie lub innej reakcji na sytuację.

## Strach

Strach pojawia się w sytuacjach, gdy odczuwasz zagrożenie lub nie jesteś czegoś pewien(-na). Jego przesłanie to ostrzeżenie i skłania do podjęcia środków ostrożności. Może wskazywać na konieczność oceny i rozwiązania tego, co powoduje strach.

## Wstręt

Obrzydzenie często pojawia się w reakcji na nieprzyjemne lub odpychające bodźce. Jego przesłanie to ostrzeżenie, aby unikać czegoś, co może zaszkodzić twojemu dobrostanowi lub zdrowiu.

# MANDALA 1

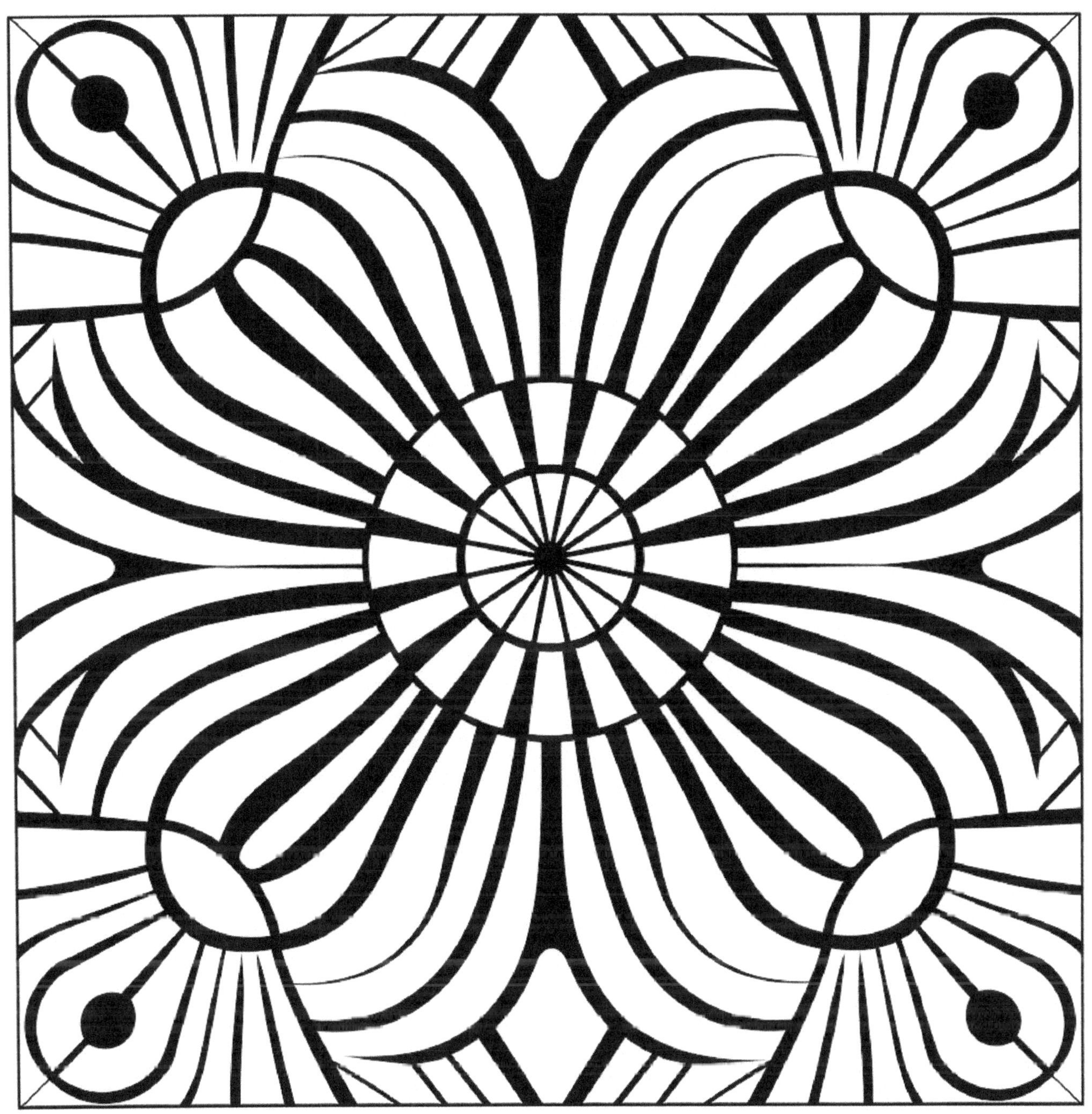

# MANDALA 1

Jaką emocję odczuwam?

Jaki był wyzwalacz tej emocji?

Jakie myśli i reakcje towarzyszą tej emocji?

# MANDALA 1

**Co mi chce zakomunikować ta emocja (potrzeba)?**

**Jakie działania mogę podjąć, aby zaakceptować tę emocję?**

**Obserwacje**

# MANDALA 2

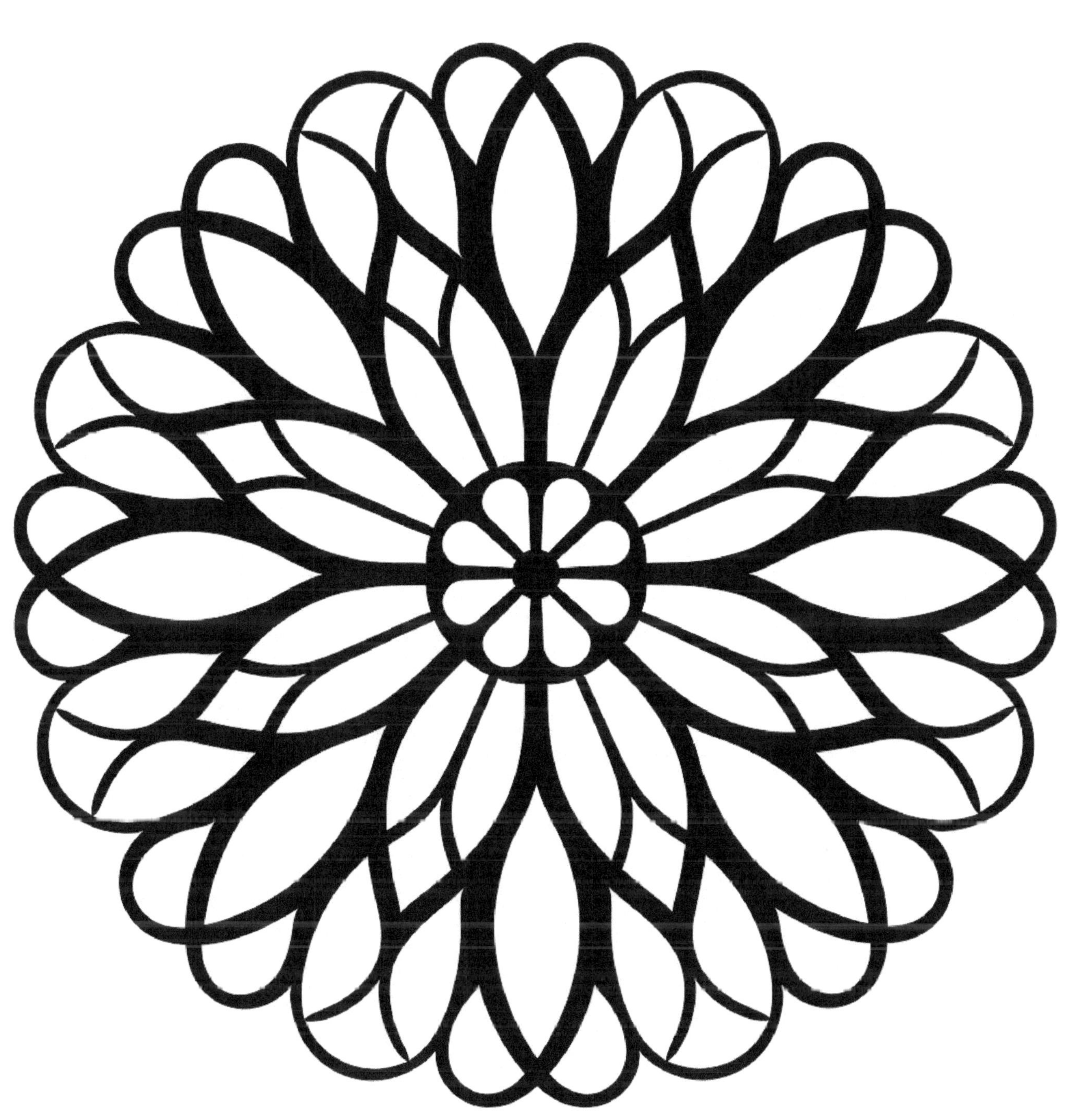

# MANDALA 2

Jaką emocję odczuwam?

Jaki był wyzwalacz tej emocji?

Jakie myśli i reakcje towarzyszą tej emocji?

# MANDALA 2

**Co mi chce zakomunikować ta emocja (potrzeba)?**

**Jakie działania mogę podjąć, aby zaakceptować tę emocję?**

**Obserwacje**

# MANDALA 3

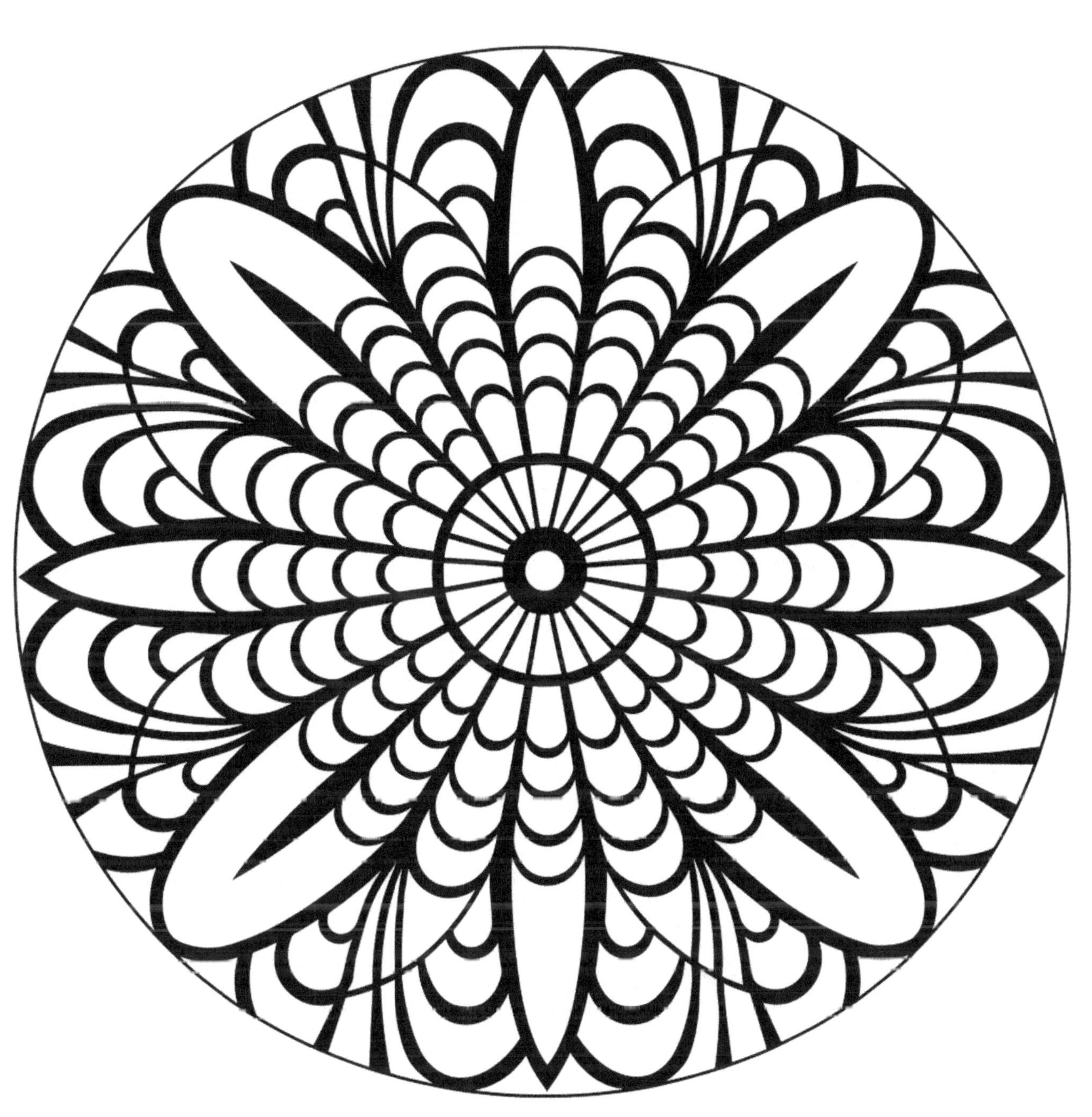

# MANDALA 3

Jaką emocję odczuwam?

Jaki był wyzwalacz tej emocji?

Jakie myśli i reakcje towarzyszą tej emocji?

# MANDALA 3

**Co mi chce zakomunikować ta emocja (potrzeba)?**

**Jakie działania mogę podjąć, aby zaakceptować tę emocję?**

**Obserwacje**

# MANDALA 4

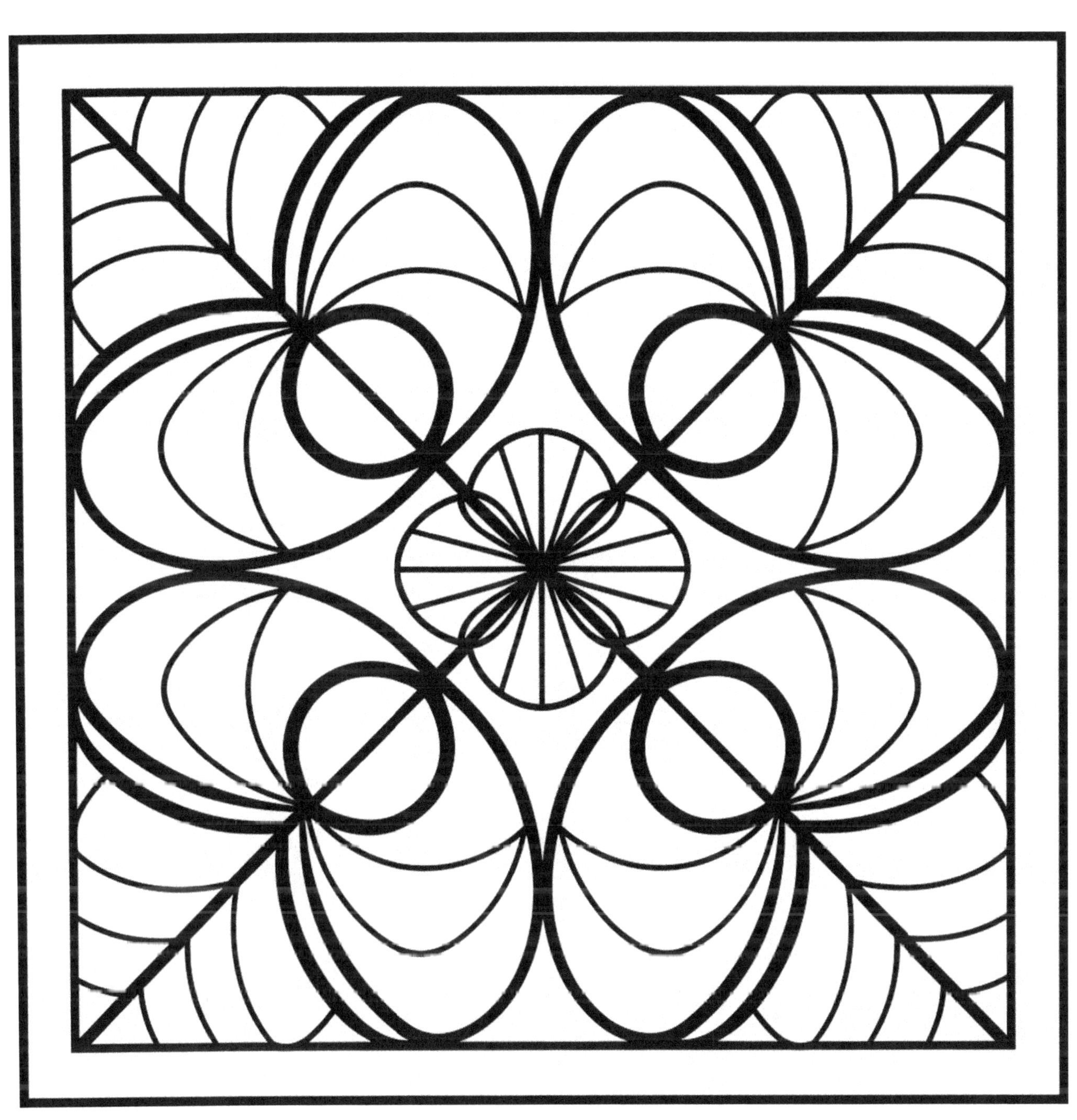

# MANDALA 4

Jaką emocję odczuwam?

Jaki był wyzwalacz tej emocji?

Jakie myśli i reakcje towarzyszą tej emocji?

# MANDALA 4

**Co mi chce zakomunikować ta emocja (potrzeba)?**

**Jakie działania mogę podjąć, aby zaakceptować tę emocję?**

**Obserwacje**

# MANDALA 5

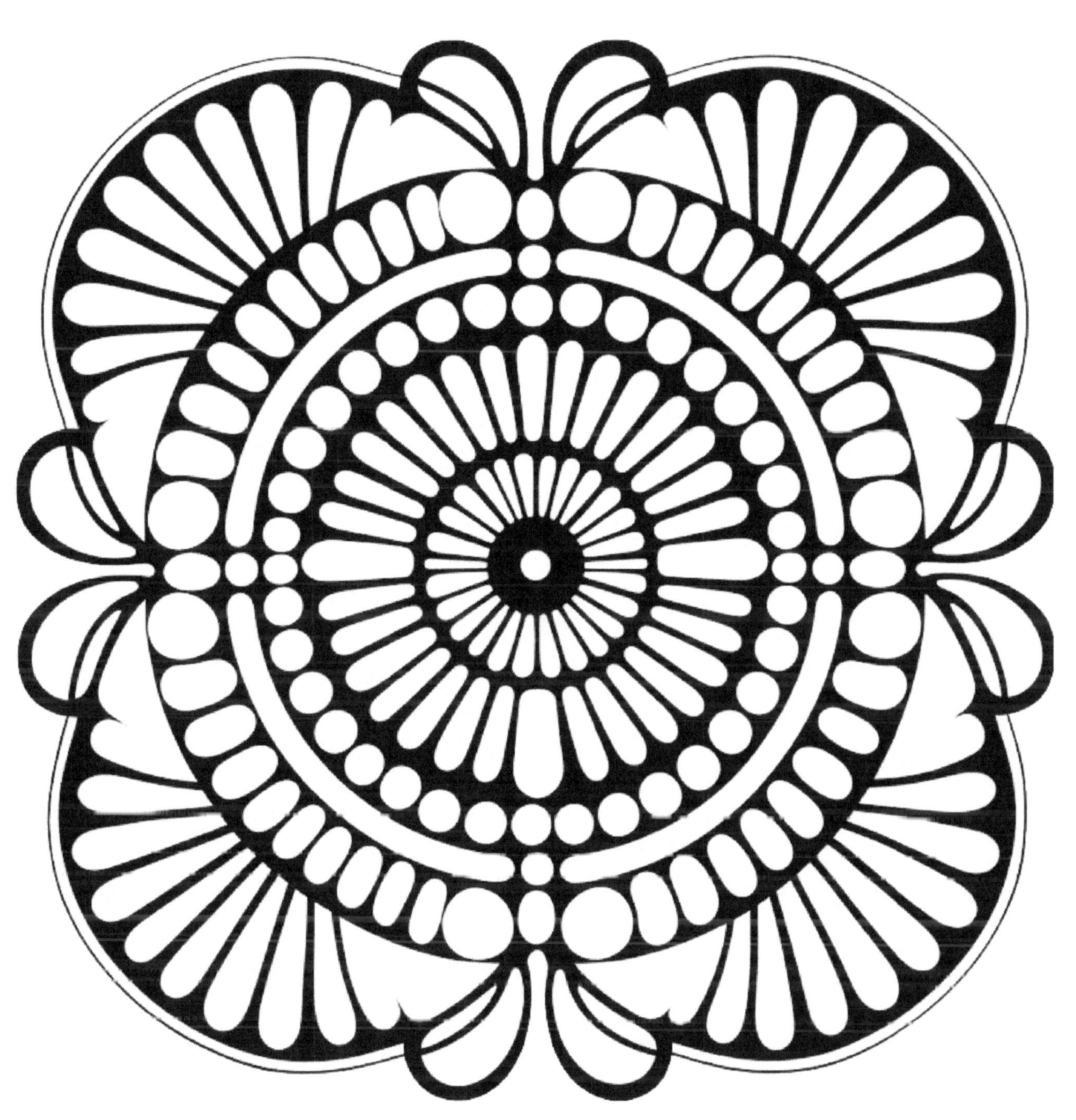

# MANDALA 5

Jaką emocję odczuwam?

Jaki był wyzwalacz tej emocji?

Jakie myśli i reakcje towarzyszą tej emocji?

# MANDALA 5

**Co mi chce zakomunikować ta emocja (potrzeba)?**

**Jakie działania mogę podjąć, aby zaakceptować tę emocję?**

**Obserwacje**

# MANDALA 6

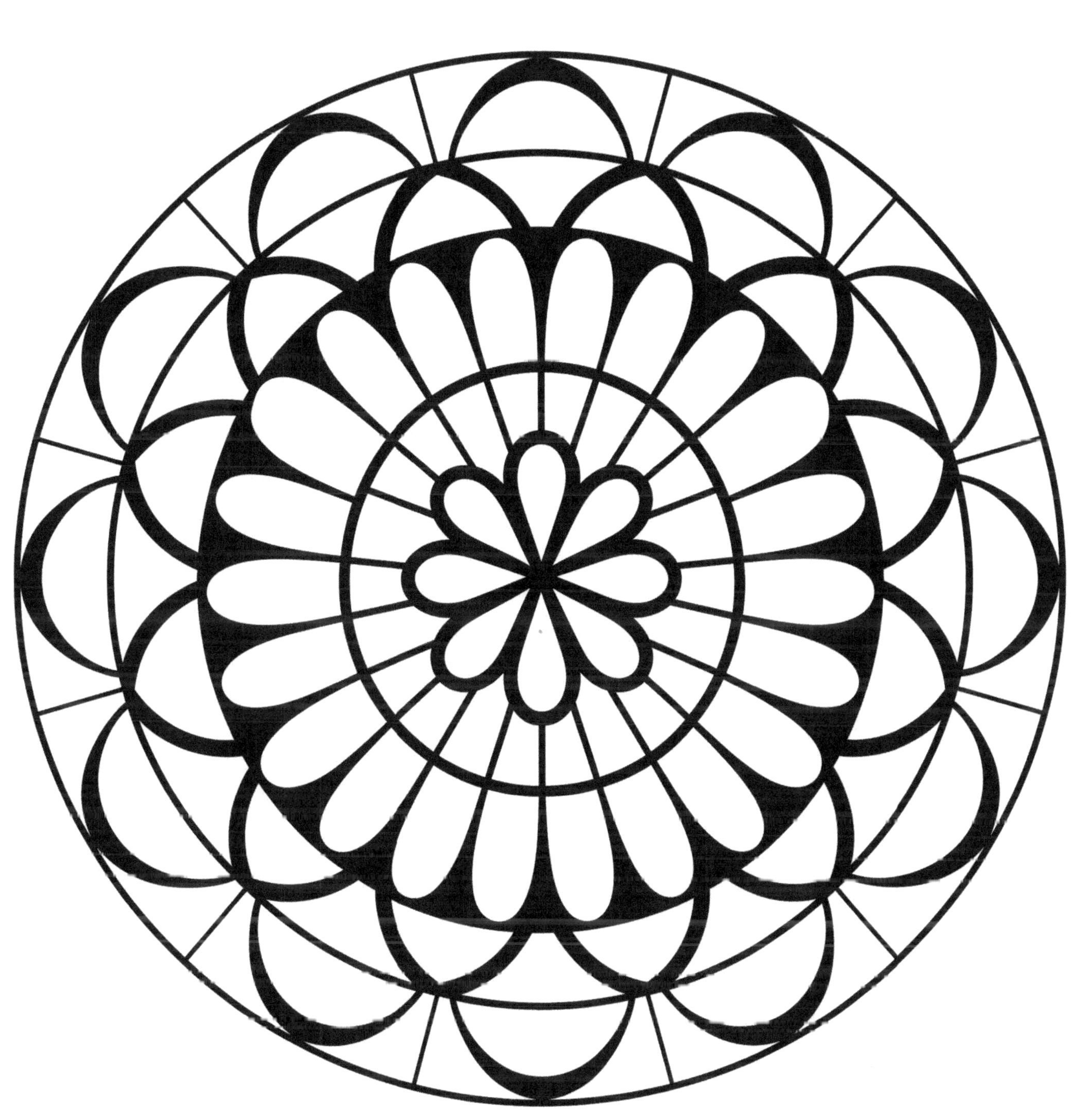

# MANDALA 6

Jaką emocję odczuwam?

Jaki był wyzwalacz tej emocji?

Jakie myśli i reakcje towarzyszą tej emocji?

# MANDALA 6

**Co mi chce zakomunikować ta emocja (potrzeba)?**

**Jakie działania mogę podjąć, aby zaakceptować tę emocję?**

**Obserwacje**

# MANDALA 7

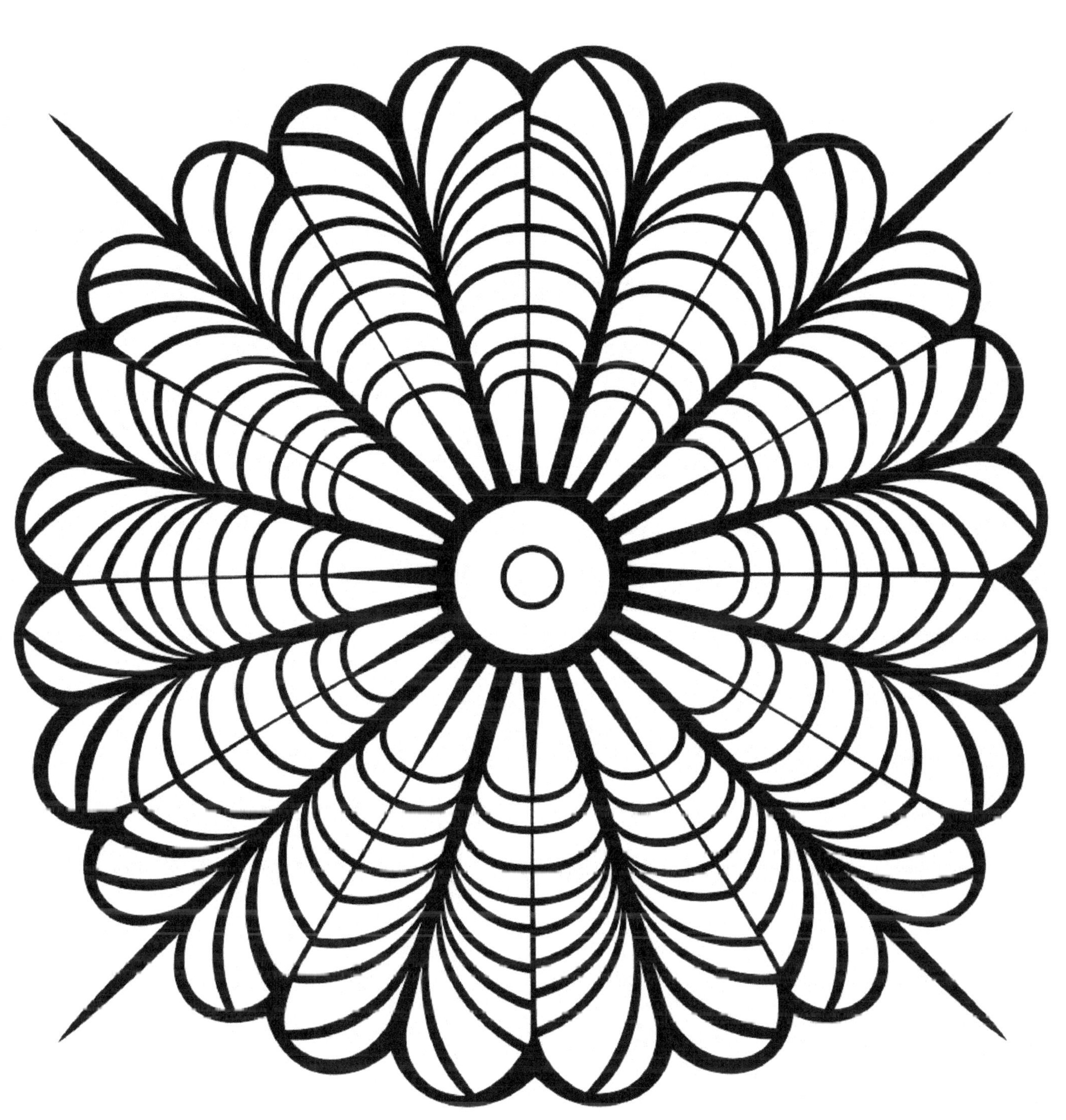

# MANDALA 7

Jaką emocję odczuwam?

Jaki był wyzwalacz tej emocji?

Jakie myśli i reakcje towarzyszą tej emocji?

# MANDALA 7

**Co mi chce zakomunikować ta emocja (potrzeba)?**

**Jakie działania mogę podjąć, aby zaakceptować tę emocję?**

**Obserwacje**

# MANDALA 8

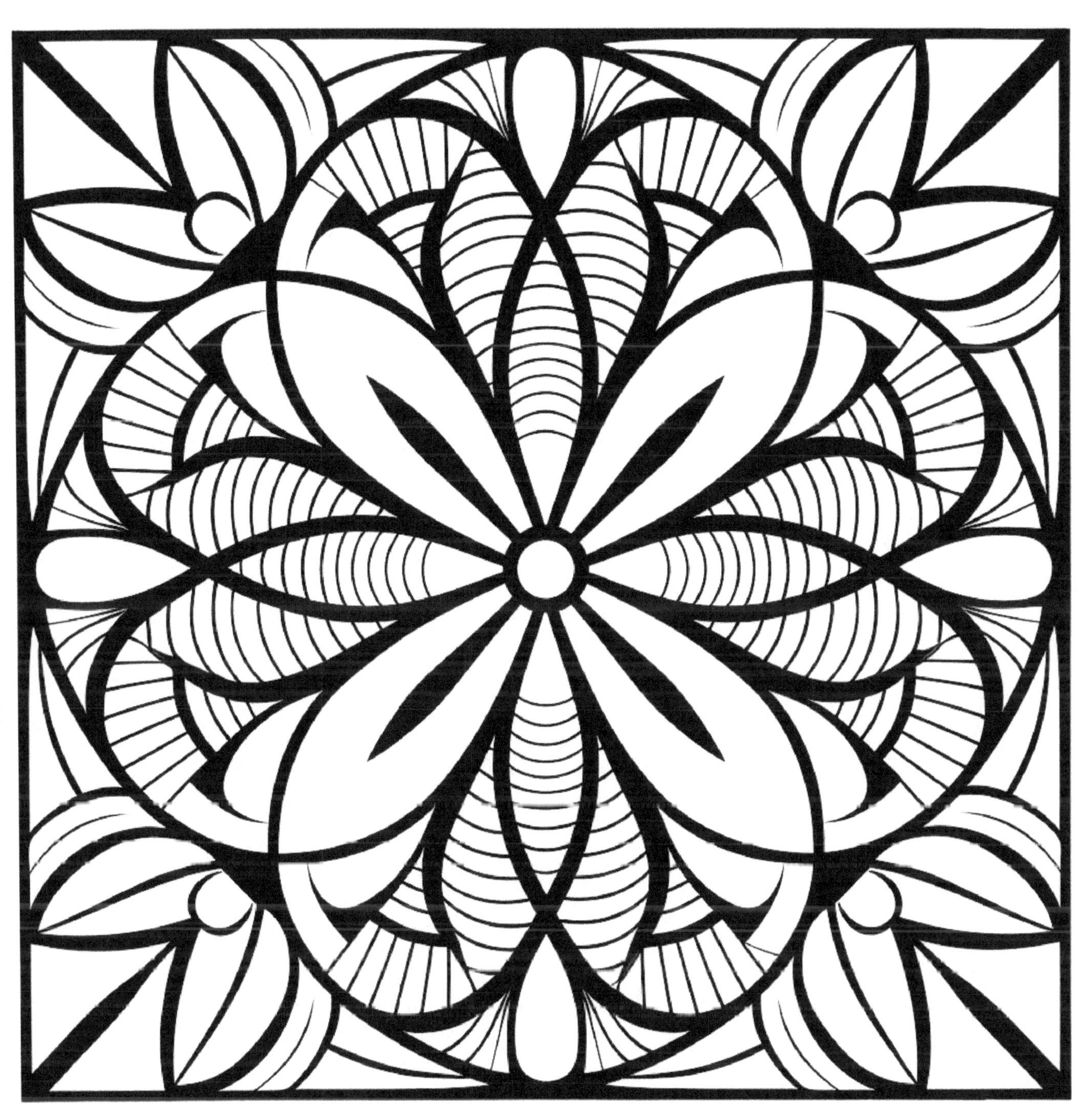

# MANDALA 8

Jaką emocję odczuwam?

Jaki był wyzwalacz tej emocji?

Jakie myśli i reakcje towarzyszą tej emocji?

# MANDALA 8

**Co mi chce zakomunikować ta emocja (potrzeba)?**

**Jakie działania mogę podjąć, aby zaakceptować tę emocję?**

**Obserwacje**

# MANDALA 9

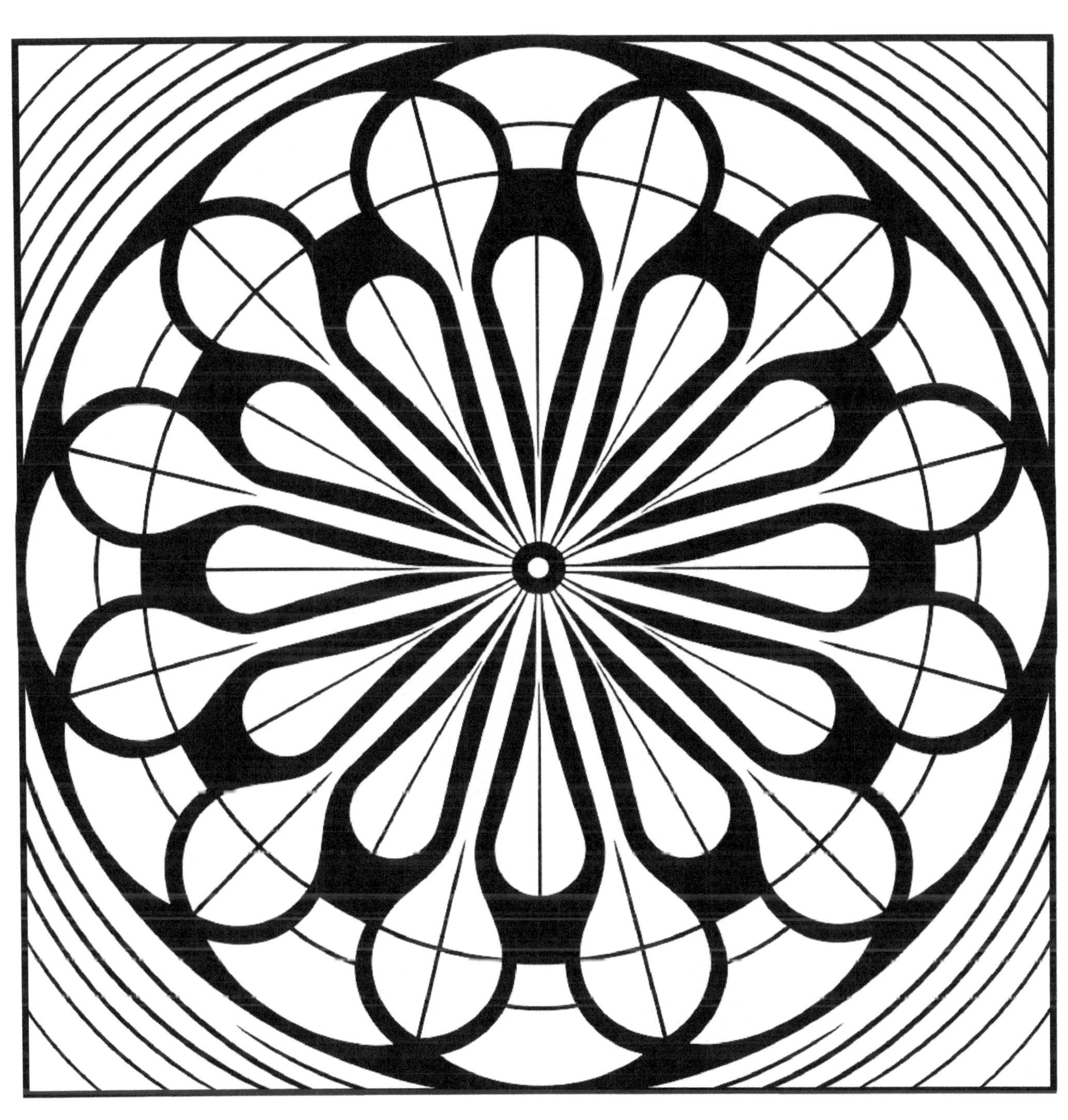

# MANDALA 9

Jaką emocję odczuwam?

Jaki był wyzwalacz tej emocji?

Jakie myśli i reakcje towarzyszą tej emocji?

# MANDALA 9

**Co mi chce zakomunikować ta emocja (potrzeba)?**

**Jakie działania mogę podjąć, aby zaakceptować tę emocję?**

**Obserwacje**

# MANDALA 10

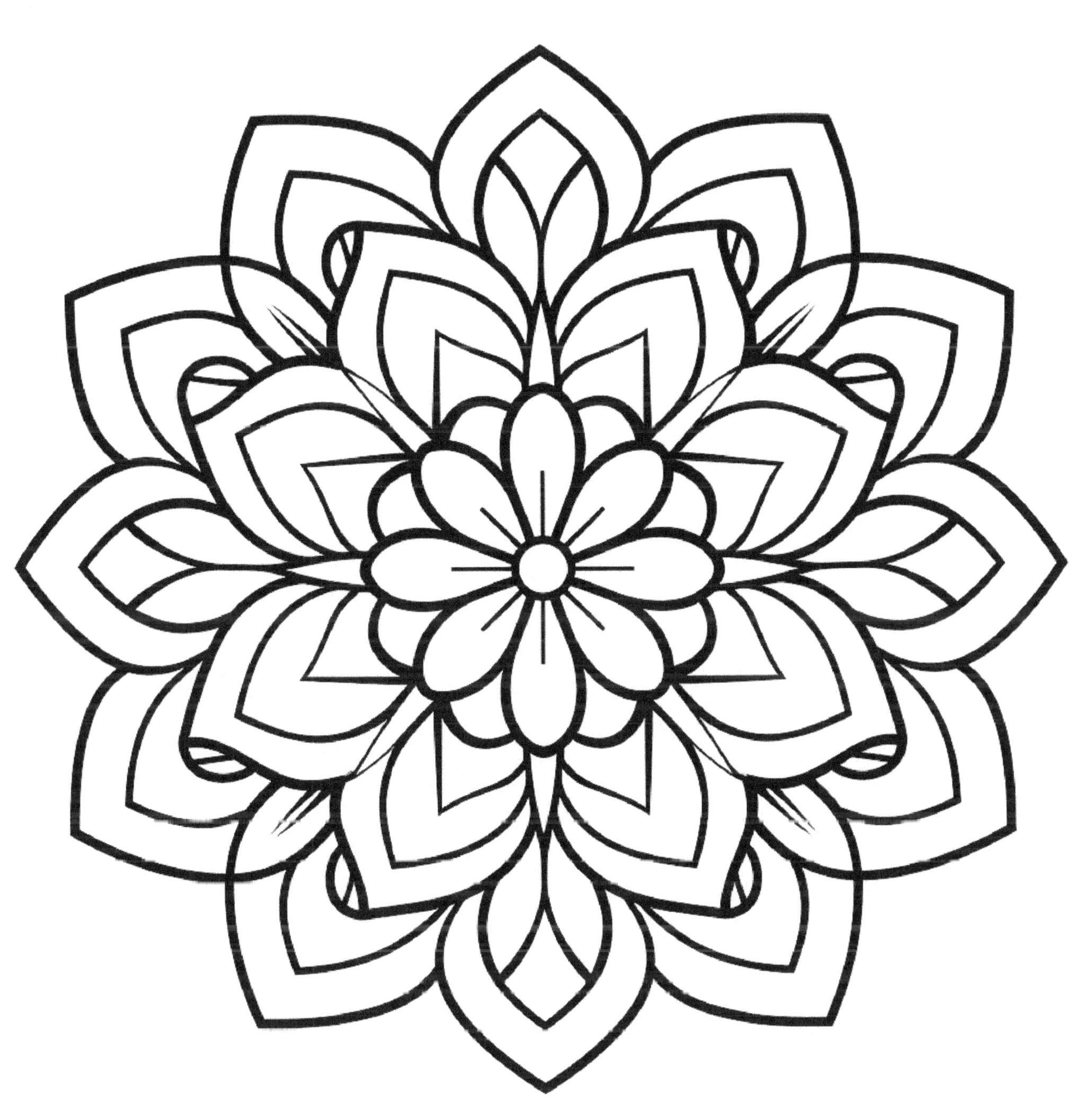

# MANDALA 10

**Jaką emocję odczuwam?**

**Jaki był wyzwalacz tej emocji?**

**Jakie myśli i reakcje towarzyszą tej emocji?**

# MANDALA 10

**Co mi chce zakomunikować ta emocja (potrzeba)?**

**Jakie działania mogę podjąć, aby zaakceptować tę emocję?**

**Obserwacje**

# MANDALA 11

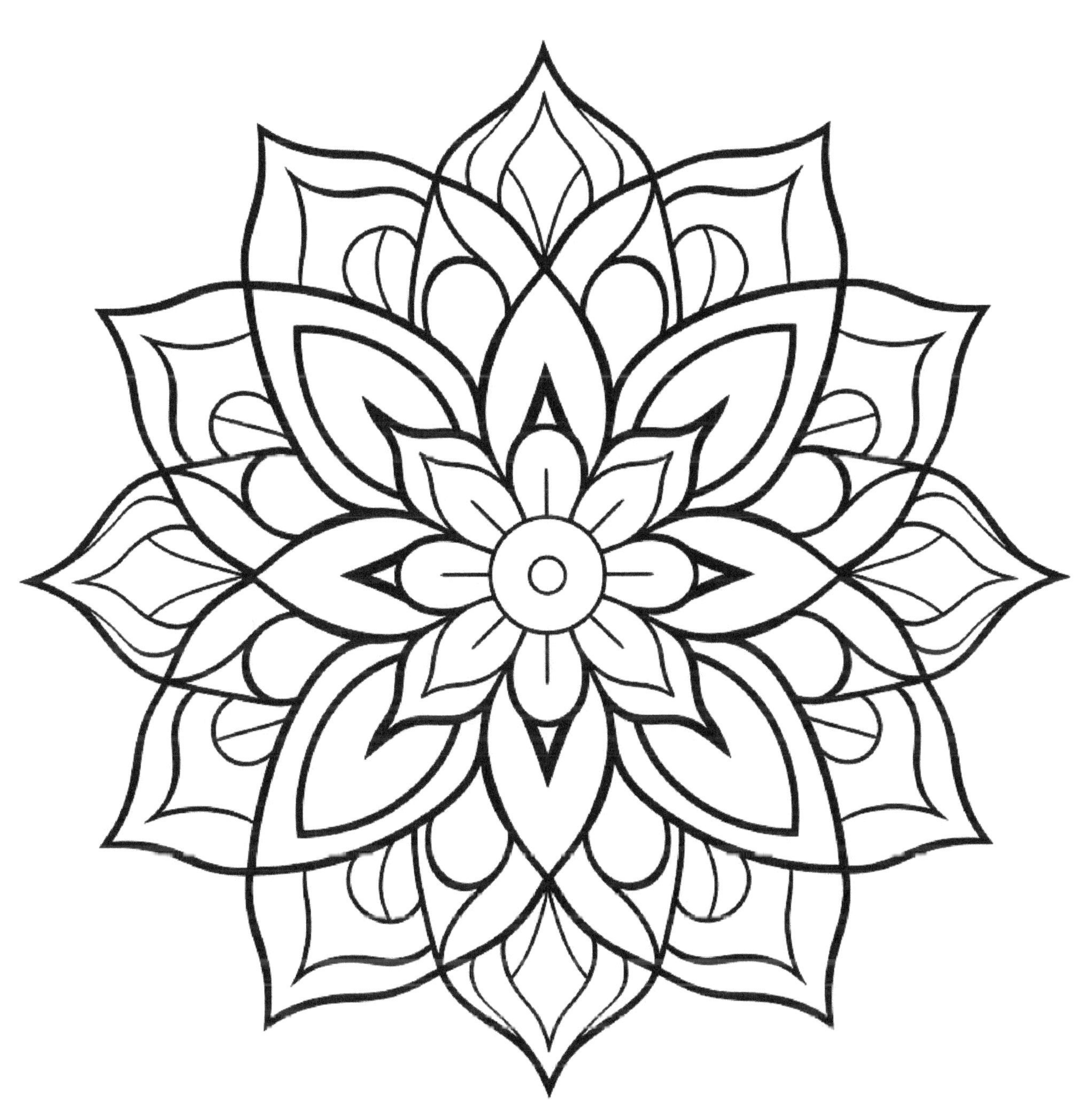

# MANDALA 11

Jaką emocję odczuwam?

Jaki był wyzwalacz tej emocji?

Jakie myśli i reakcje towarzyszą tej emocji?

# MANDALA 11

**Co mi chce zakomunikować ta emocja (potrzeba)?**

**Jakie działania mogę podjąć, aby zaakceptować tę emocję?**

**Obserwacje**

# MANDALA 12

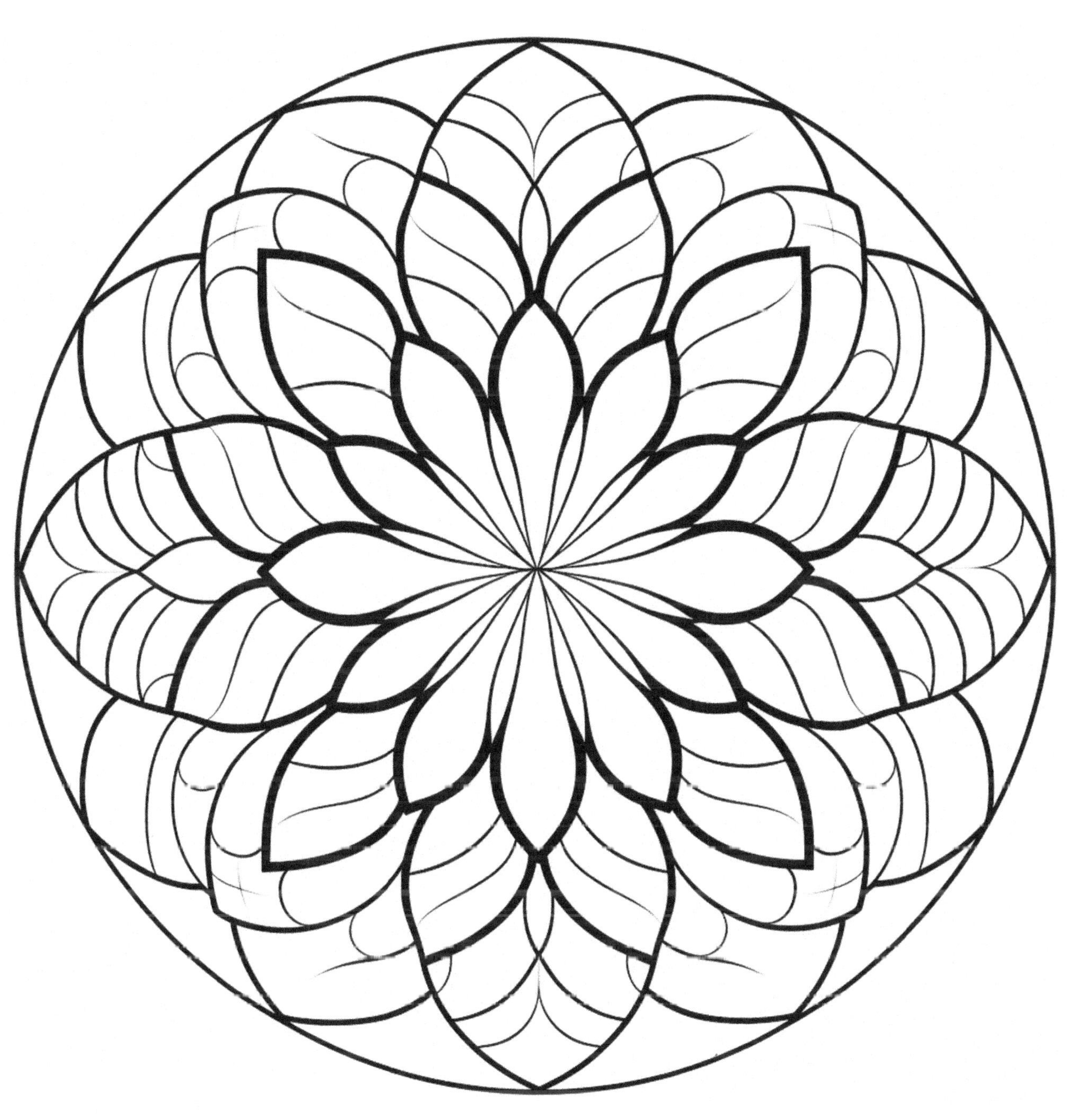

# MANDALA 12

Jaką emocję odczuwam?

Jaki był wyzwalacz tej emocji?

Jakie myśli i reakcje towarzyszą tej emocji?

# MANDALA 12

**Co mi chce zakomunikować ta emocja (potrzeba)?**

**Jakie działania mogę podjąć, aby zaakceptować tę emocję?**

**Obserwacje**

# MANDALA 13

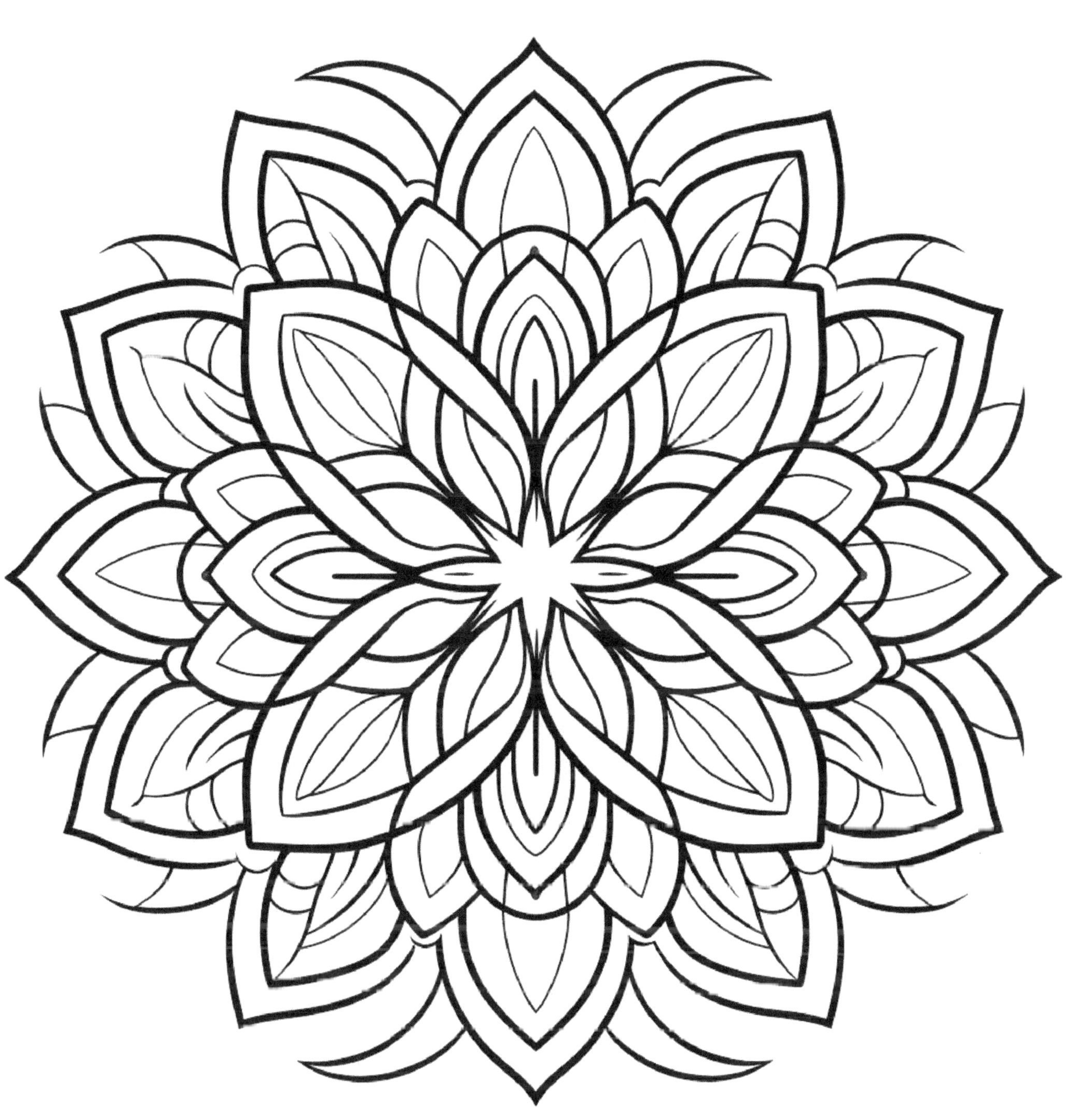

# MANDALA 13

Jaką emocję odczuwam?

Jaki był wyzwalacz tej emocji?

Jakie myśli i reakcje towarzyszą tej emocji?

# MANDALA 13

**Co mi chce zakomunikować ta emocja (potrzeba)?**

**Jakie działania mogę podjąć, aby zaakceptować tę emocję?**

**Obserwacje**

# MANDALA 14

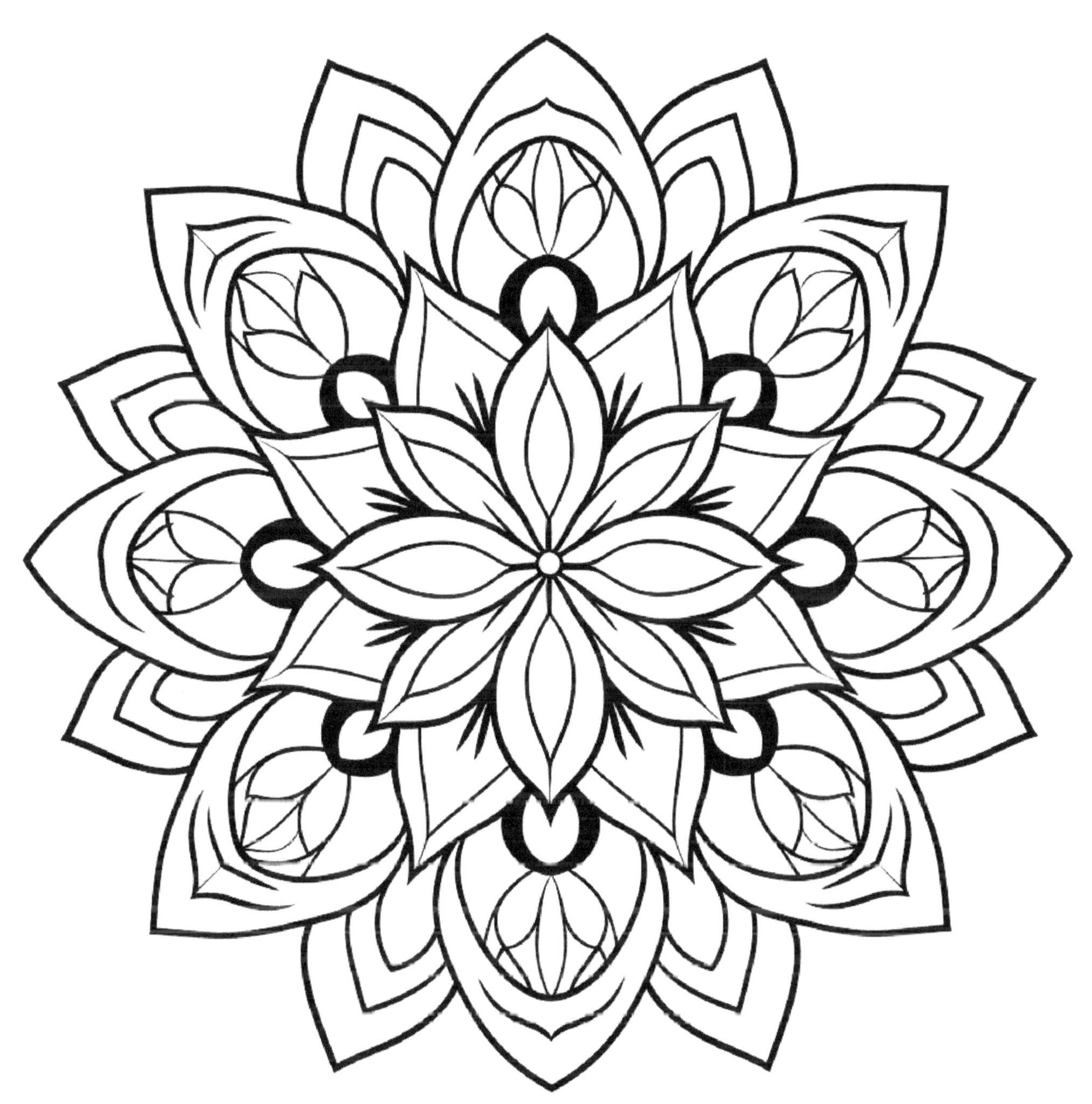

# MANDALA 14

Jaką emocję odczuwam?

Jaki był wyzwalacz tej emocji?

Jakie myśli i reakcje towarzyszą tej emocji?

# MANDALA 14

**Co mi chce zakomunikować ta emocja (potrzeba)?**

**Jakie działania mogę podjąć, aby zaakceptować tę emocję?**

**Obserwacje**

# MANDALA 15

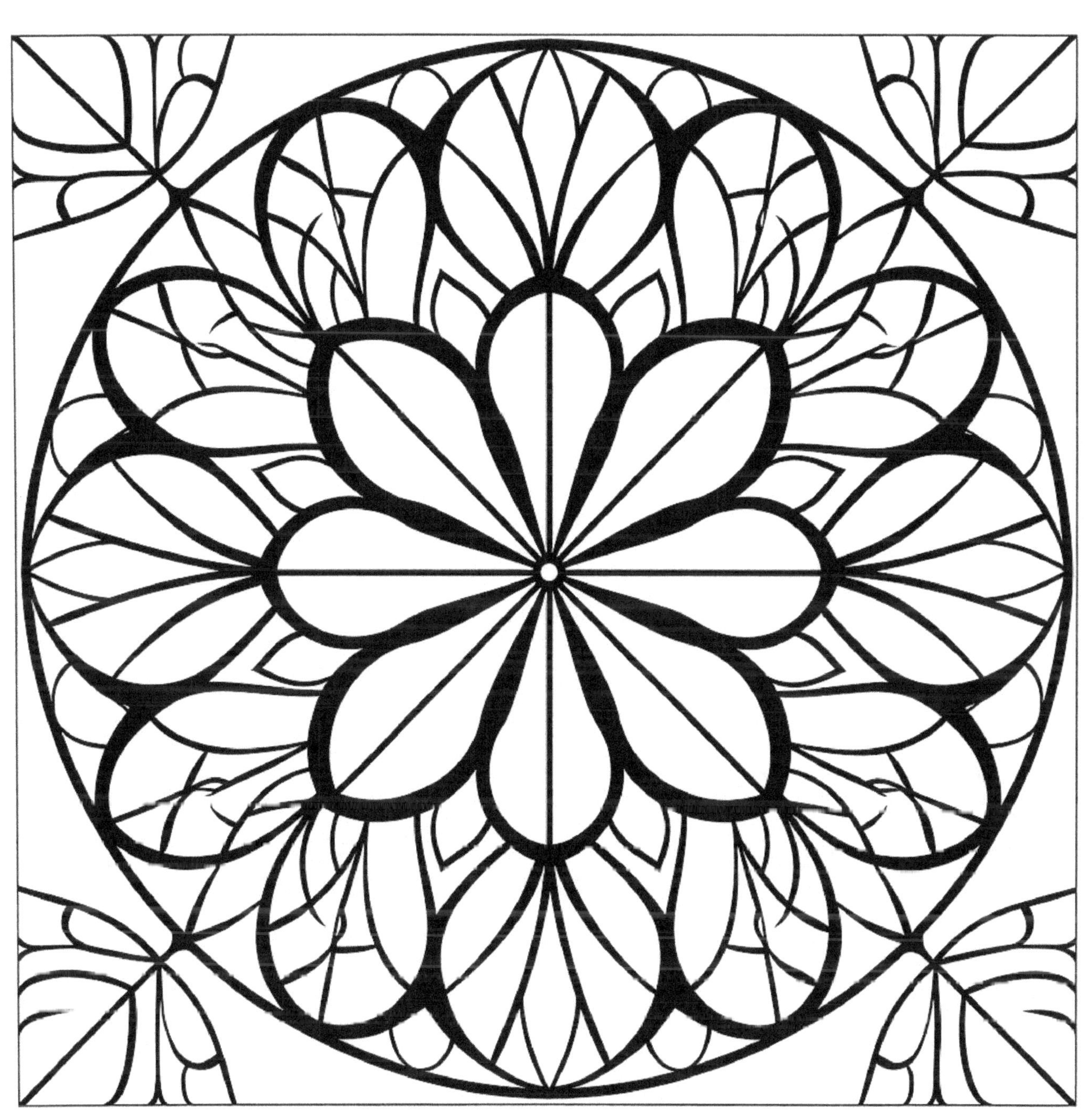

# MANDALA 15

Jaką emocję odczuwam?

Jaki był wyzwalacz tej emocji?

Jakie myśli i reakcje towarzyszą tej emocji?

# MANDALA 15

**Co mi chce zakomunikować ta emocja (potrzeba)?**

**Jakie działania mogę podjąć, aby zaakceptować tę emocję?**

**Obserwacje**

# MANDALA 16

# MANDALA 16

Jaką emocję odczuwam?

Jaki był wyzwalacz tej emocji?

Jakie myśli i reakcje towarzyszą tej emocji?

# MANDALA 16

**Co mi chce zakomunikować ta emocja (potrzeba)?**

**Jakie działania mogę podjąć, aby zaakceptować tę emocję?**

**Obserwacje**

# MANDALA 17

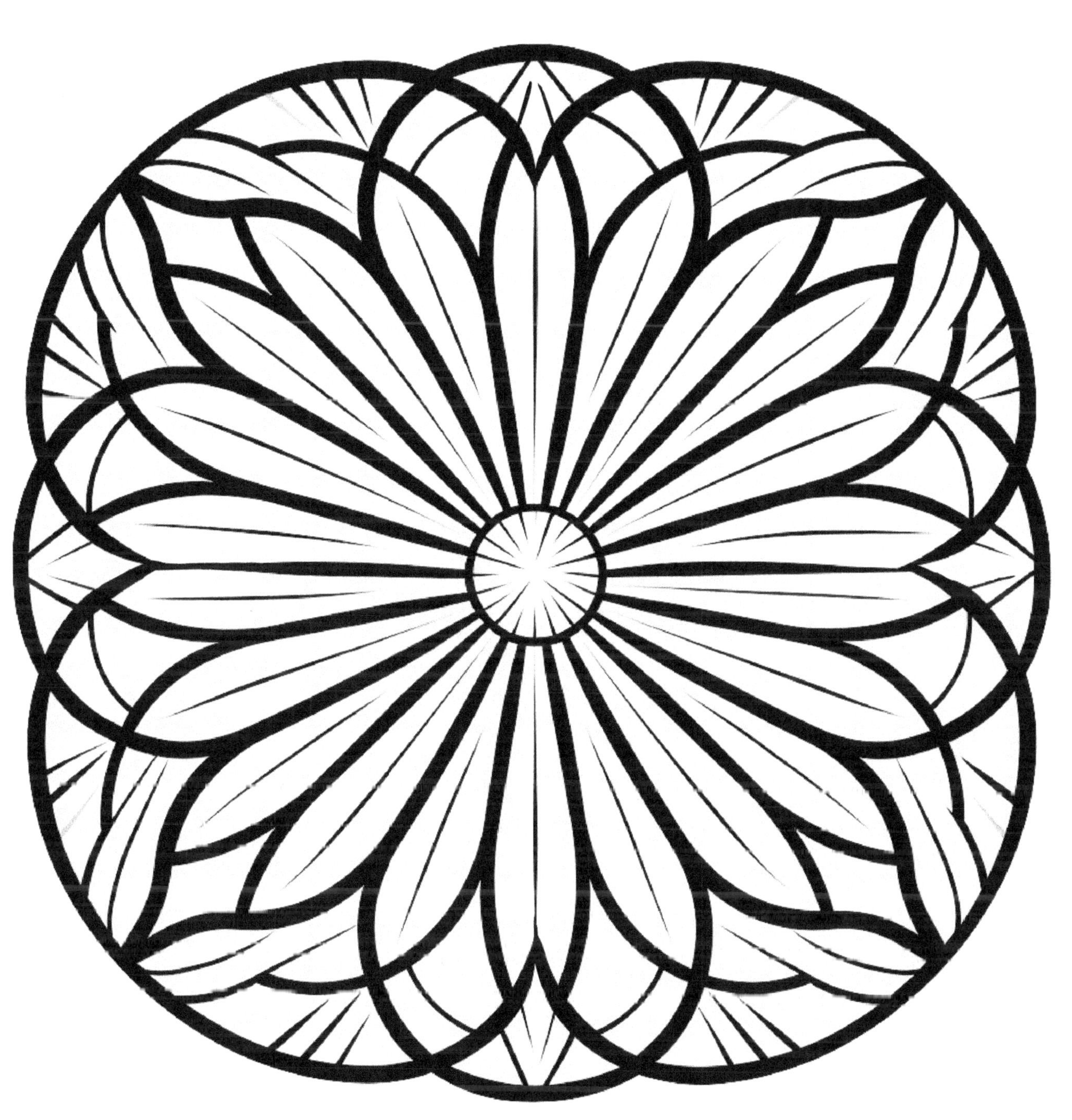

# MANDALA 17

Jaką emocję odczuwam?

Jaki był wyzwalacz tej emocji?

Jakie myśli i reakcje towarzyszą tej emocji?

# MANDALA 17

**Co mi chce zakomunikować ta emocja (potrzeba)?**

**Jakie działania mogę podjąć, aby zaakceptować tę emocję?**

**Obserwacje**

# MANDALA 18

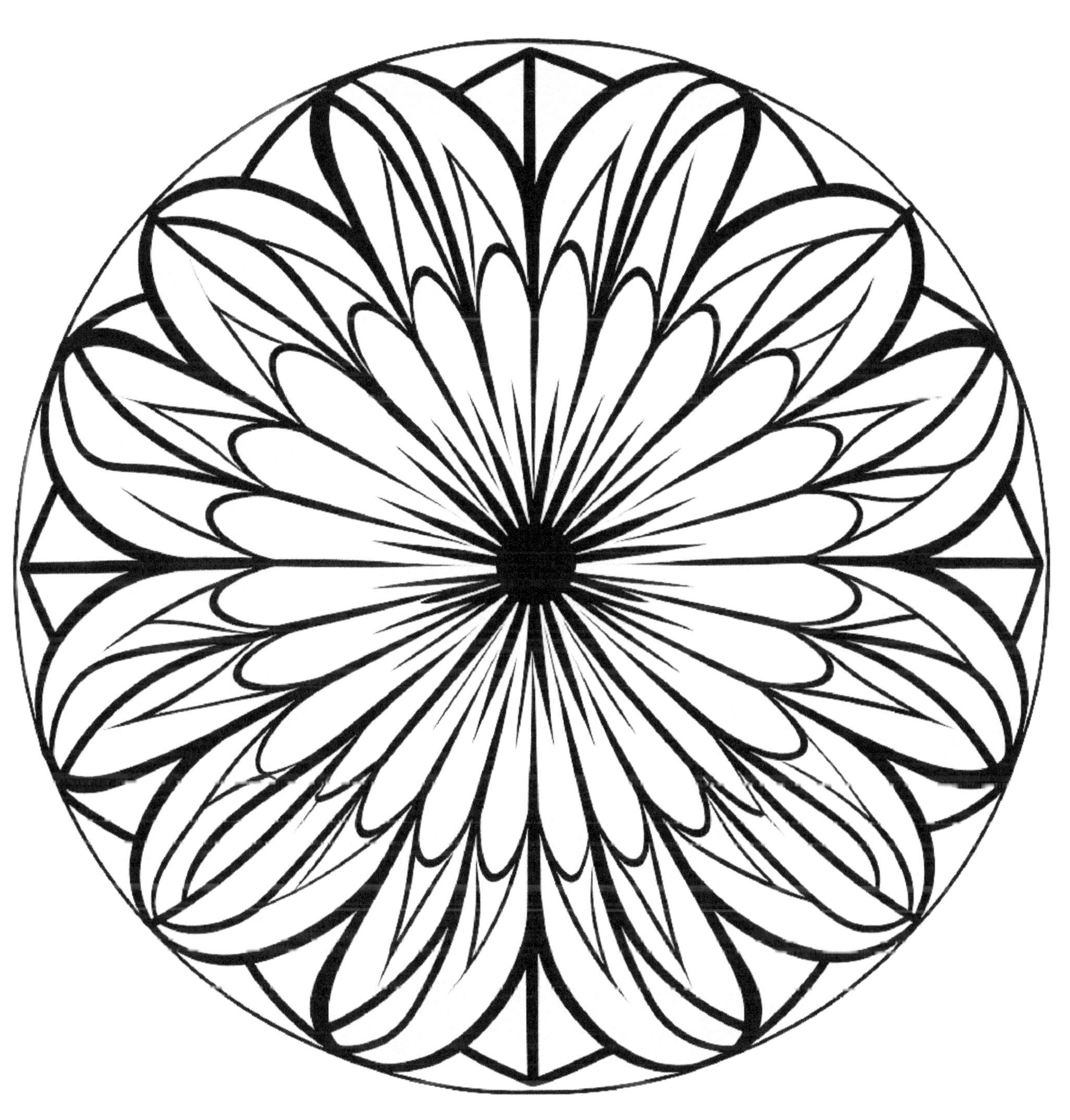

# MANDALA 18

Jaką emocję odczuwam?

Jaki był wyzwalacz tej emocji?

Jakie myśli i reakcje towarzyszą tej emocji?

# MANDALA 18

**Co mi chce zakomunikować ta emocja (potrzeba)?**

**Jakie działania mogę podjąć, aby zaakceptować tę emocję?**

**Obserwacje**

# MANDALA 19

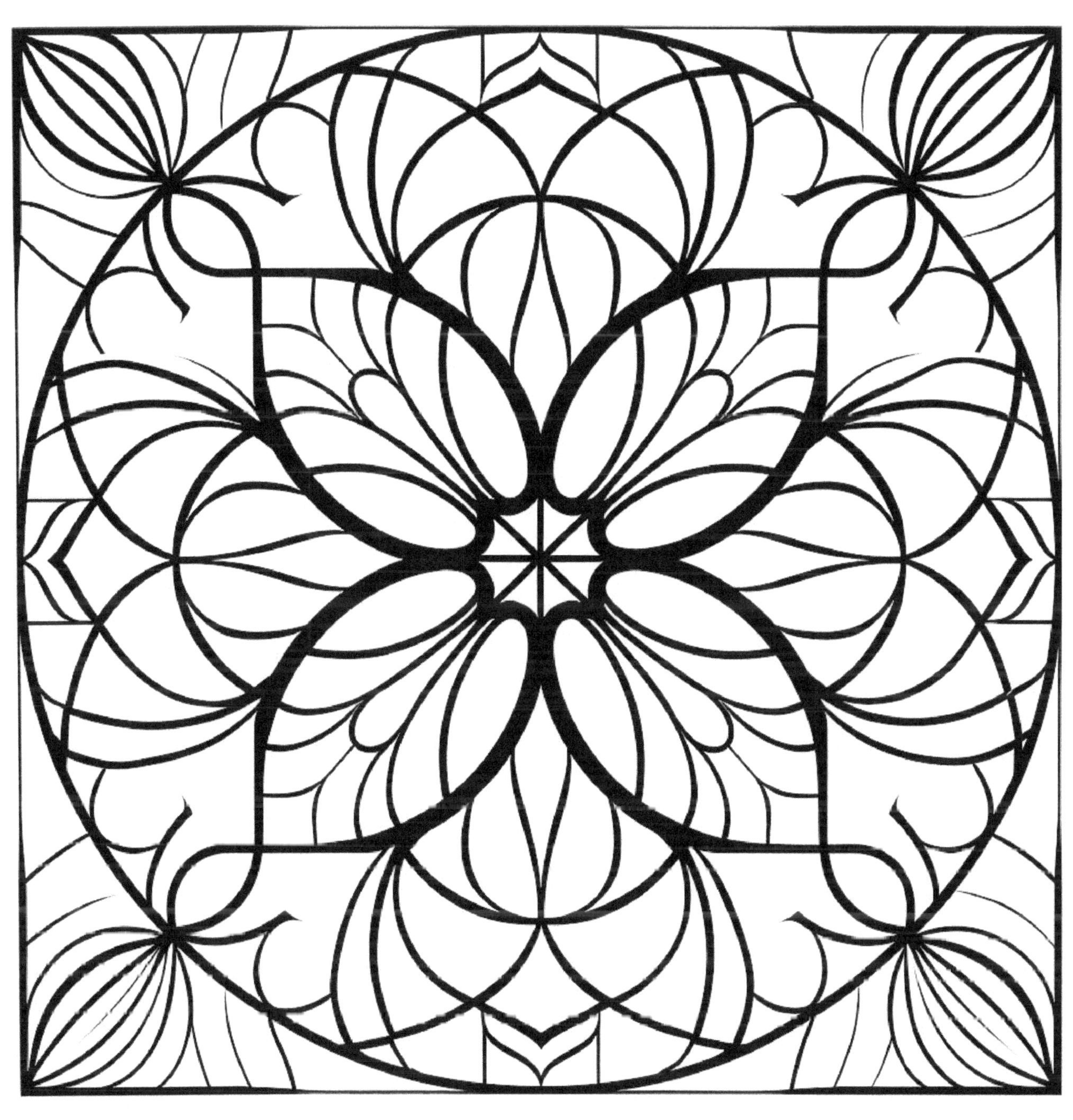

# MANDALA 19

Jaką emocję odczuwam?

Jaki był wyzwalacz tej emocji?

Jakie myśli i reakcje towarzyszą tej emocji?

# MANDALA 19

**Co mi chce zakomunikować ta emocja (potrzeba)?**

**Jakie działania mogę podjąć, aby zaakceptować tę emocję?**

**Obserwacje**

# MANDALA 20

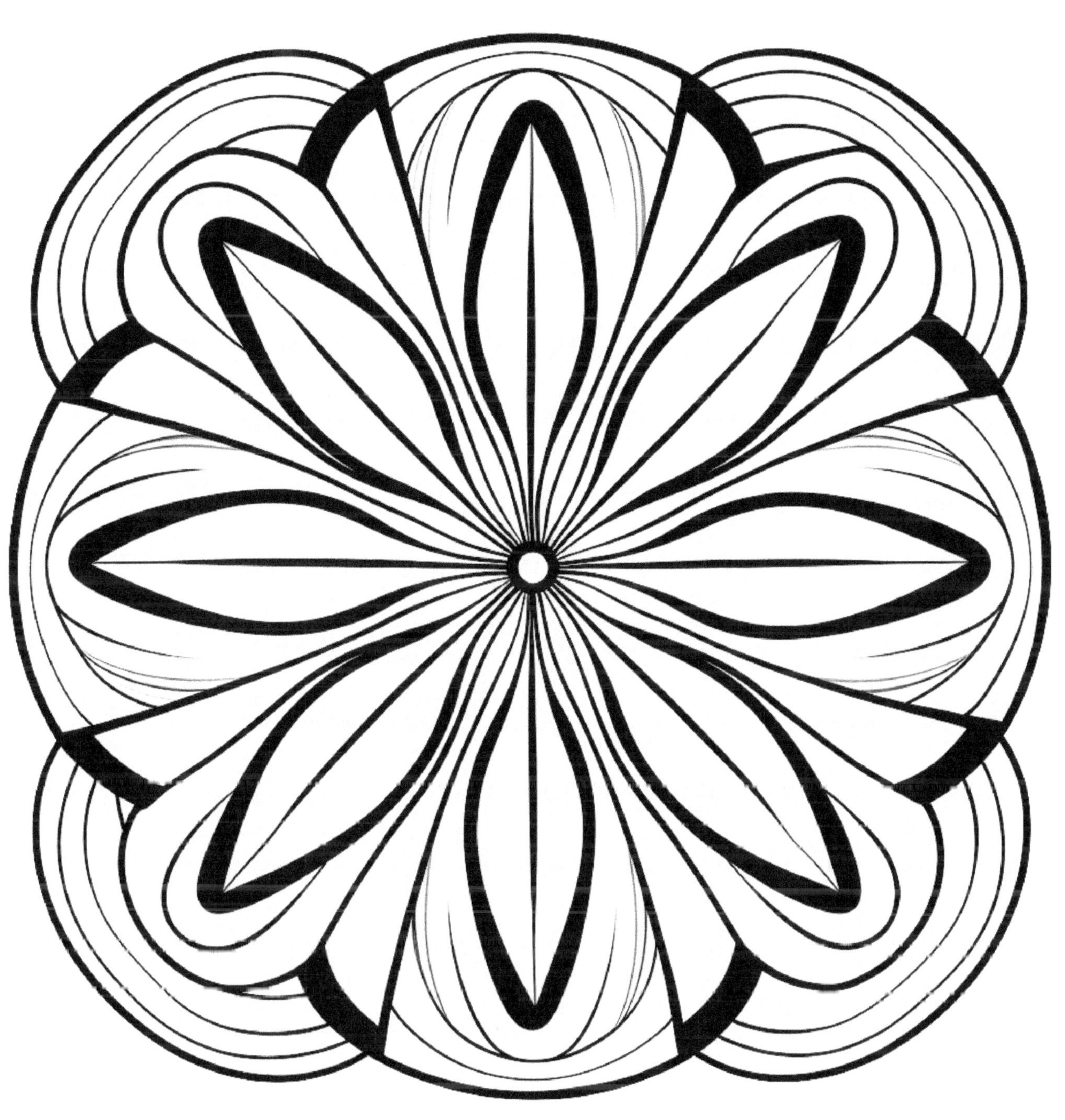

# MANDALA 20

Jaką emocję odczuwam?

Jaki był wyzwalacz tej emocji?

Jakie myśli i reakcje towarzyszą tej emocji?

# MANDALA 20

**Co mi chce zakomunikować ta emocja (potrzeba)?**

**Jakie działania mogę podjąć, aby zaakceptować tę emocję?**

**Obserwacje**

Cenię Twoją opinię! Jeśli podobała ci się podróż z "Mandala emocji: Kolorowanka i ćwiczenia dla Twojego dobrostanu emocjonalnego ", byłabym wdzięczna za podzielenie się twoimi wrażeniami. Twoja opinia nie tylko ma dla mnie znaczenie, ale również dla innych czytelników, którzy zastanawiają się nad podjęciem tej wyjątkowej przygody.

Podziel się swoim komentarzem i pozwól, aby barwy twoich doświadczeń oświetliły ścieżkę dla innych!

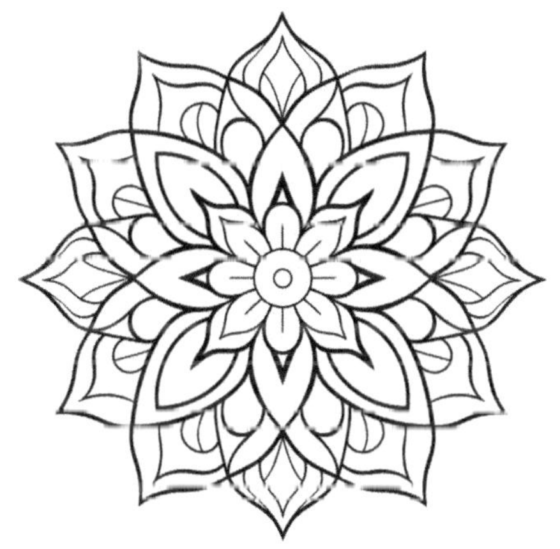